Richard KAMBALE KEUKEU

Testes hematológicos e bioquímicos :

Richard KAMBALE KEUKEU

Testes hematológicos e bioquímicos :

Quais são as interpretações clínicas?

ScienciaScripts

Cover image: www.ingimage.com

This book is a translation from the original published under ISBN 978-613-8-45113-6.

Publisher:
Sciencia Scripts
is a trademark of
Dodo Books Indian Ocean Ltd. and OmniScriptum S.R.L publishing group

120 High Road, East Finchley, London, N2 9ED, United Kingdom
Str. Armeneasca 28/1, office 1, Chisinau MD-2012, Republic of Moldova, Europe
Managing Directors: Ieva Konstantinova, Victoria Ursu
info@omniscriptum.com

Printed at: see last page
ISBN: 978-620-8-56298-4

Prefácio

Este documento foi concebido para ajudar os estudantes de medicina a familiarizarem-se com os diferentes exames laboratoriais, principalmente os relativos à hematologia e à bioquímica.

O principal objetivo deste futuro profissional, o estudante de medicina, é salvar vidas humanas.
Os laboratórios clínicos permitem que os médicos façam diagnósticos exactos e também que acompanhem os seus pacientes, quer para exames de saúde quer durante epidemias. Tudo isto contribui para melhorar a qualidade de vida.

Tendo em conta o que precede, compreendemos por que razão é tão urgente que este futuro médico esteja suficientemente equipado para interpretar os resultados destes testes laboratoriais, de modo a poder prestar melhores cuidados aos seus pacientes.

No entanto, os estudantes têm dificuldade em correlacionar estes testes laboratoriais essenciais com a prática clínica.

Este livro conciso e preciso colmata esta lacuna, cobrindo os exames de hematologia e bioquímica habitualmente solicitados no nosso meio.
Por conseguinte, aborda cada teste, especificando *o seu papel*, *os seus valores normais e a sua relevância clínica.*

Agradecimentos

O nosso agradecimento vai, antes de mais, para o nosso Deus, que continua a conceder-nos vida e saúde.

Os nossos mais sinceros e consideráveis agradecimentos ao Ministério do Ensino Superior e Universitário da República Democrática do Congo por ter adotado o sistema LMD, que apoia a investigação dos estudantes.

Às autoridades da Universidade Livre dos Países dos Grandes Lagos, em geral, e aos diretores da Faculdade de Medicina, em particular, pela qualidade da formação que nos oferecem.

Ficaremos muito gratos durante toda a nossa vida por todos os esforços e sacrifícios feitos pelos nossos pais KAMATE SIBUYAKULA Bonne-année e BAHANI HANGI Brigitte em nosso nome.

A todos aqueles que nos apoiaram de perto e de longe, reiteramos a nossa gratidão.

Índice

Prefácio 1

Agradecimentos 2

Índice 3

Prefácio 4

Parte I: HEMATOLOGIA 6

1. Glóbulos vermelhos ou eritrócitos ou glóbulos vermelhos 6
2. Hemoglobina 6
3. Constantes eritrocitárias 7
4. Glóbulos brancos ou leucócitos 8
5. Plaquetas sanguíneas 10
6. Reticulócitos 11
7. Velocidade de sedimentação dos glóbulos vermelhos (ESR) 11
8. Teste de Emmel 13
9. Tempo de sangria ou método de Duke 13
10. Tempo de coagulação ou método de Lee e White 13
11. Grupos sanguíneos 14
12. Tambores 15

Parte II: BIOQUÍMICA 17

13. Microalbuminúria 17
14. Compostos cetónicos na urina 17
15. Glicorraquia 18
16. Albuminoraquia 18
17. Pigmentos biliares 19
18. Rivalta 19
19. Glicose no sangue 20

20. Gamaglutamiltransferase (Gamma GT) 21

21. Transaminases (ALAT e ASAT) 23

22. Ureia no sangue 25

23. Creatinina 25

24. Fosfatases alcalinas 27

25. Amilases 28

26. Ácido úrico 30

27. Albumina total 31

28. Creatina quinase (CK) ou creatina fosfoquinase (CPK) 32

29. Colesterol 33

30. Triglicéridos 36

31. Troponina 37

32. Ionograma do plasma 38

CONCLUSÃO 43

Referências 44

Prefácio

Com o objetivo de contribuir para a aprendizagem da hematologia em geral e da biologia clínica em particular, nós, alunos da Faculdade de Medicina, tivemos a coragem de escrever este livro de poucas páginas contendo um mínimo de informação sobre os exames hematológicos e bioquímicos de rotina e as suas interpretações clínicas.

De facto, no mundo dos estudantes, correlacionar os resultados dos exames paraclínicos com a clínica coloca um problema sério, porque exige experiência prática por parte do aprendente.

Por este motivo, gostaríamos de aproveitar esta oportunidade para ajudar os estudantes de medicina da nossa região a dominar a tradução clínica dos testes hematológicos e bioquímicos habitualmente solicitados nas nossas unidades de saúde.

Parte I: HEMATOLOGIA

1. Glóbulos vermelhos ou eritrócitos ou glóbulos vermelhos

São células redondas, cheias de hemoglobina. Visto de lado, o hematócito assemelha-se a um disco mais fino no centro; não contém núcleo. Os glóbulos vermelhos transportam hemoglobina, que se combina com o oxigénio para o transportar dos pulmões para os tecidos.

- ***Valores normais :***

	4,5 a 6,2 x $10^6/mm^3$
	4 a 5,4 x $10^6/mm^3$
Criança (1 ano	3,6 a 5 x $10^6/mm^3$
	5 a 6 x $10^6/mm^{(3}$

2. Hemoglobina

A hemoglobina, que dá ao sangue a sua cor vermelha, é uma proteína com a capacidade de se ligar, transportar e fornecer o oxigénio essencial à vida.

É constituído por duas globinas α ligadas e duas globinas β, cada uma contendo um "heme" de ferro.

- ***Valores normais***

Homens	13 a 18 g/dL.
Mulheres	12 a 16 g/dL.
Mulheres grávidas (início do 2° trimestre): 10,5 a 14 g/dL.	
Crianças com mais de 2 anos: 12 a 16 g/dL.	
Recém-nascido: 14 a 20 g/dL.	

- ***Interpretação clínica***

- Quando o valor da hemoglobina se encontra abaixo do intervalo normal, fala-se de ***anemia***.
  Requer uma avaliação rápida da tolerância (*insuficiência cardíaca, choque hipovolémico*) e a eliminação de diagnósticos de evolução rápida (*hemorragia, malária, etc.*) para iniciar rapidamente o tratamento sintomático e etiológico.
- Quando o valor da hemoglobina está acima do intervalo normal, a doença é conhecida como ***policitemia***.

3. Constantes eritrocitárias

Os índices de glóbulos vermelhos ou constantes eritrocitárias são calculados a partir do número de glóbulos vermelhos, do nível de hemoglobina e do hematócrito.

Trata-se do *volume corpuscular médio (VCM), da concentração de hemoglobina corpuscular média (CHCM) e do teor de hemoglobina corpuscular média (CHCM).*

- ***Valores normais***

- **VGM** = hematócrito/número de glóbulos vermelhos
  É expresso em femtolitros (fL). Varia entre **85 e 98** fL nos adultos.
- **A concentração de hemoglobina corpuscular** média (CHCM) exprime, em g/dL (ou em %), a concentração de hemoglobina média dos glóbulos vermelhos (CHCM Hb) = hemoglobina/hematócrito.
  Varia **entre 32 e 36g/l**

- O teor médio de hemoglobina corpuscular (CHCM) exprime em pg/célula a quantidade de hemoglobina contida num glóbulo vermelho: CHCM Hb = hemoglobina/número de glóbulos vermelhos. Varia **entre 27 e 32 pg/célula** nos adultos.

- ***Significado clínico das constantes eritrocitárias***

✓ Nos adultos, um VGM inferior a 85 fL define ***microcitose*** e um VGM superior a 95 fL ***macrocitose***.
✓ Um HACC inferior a 32 g/dL indica ***hipocromia***, enquanto um HACC entre 32 e 36 g/dL indica ***normocromia*** (não há hipercromia).
✓ Embora menos utilizado do que o MCHF, o MCHT é mais sensível do que o MCHF para avaliar a ***hipocromia***.

4. Glóbulos brancos ou leucócitos

- ***Valores normais***

GB (G/L)	4-10 G/L
Neutrófilos	1,5 a 7 G/L
Eosinófilos	< 0,5 G/L
Basófilos	< 0,05 G/L
Linfócitos	1 a 4 G/L
Monócitos	0,1 a 1 G/L

- ***Interesses clínicos***

✓ **Polimorfismo neutrofílico (WBC > 7.000/mm3)**

A polinucleose é fisiológica durante a gravidez, ou induzida por stress, esforço físico, cirurgia ou terapia com corticosteróides.
A polinucleose está normalmente associada *a uma infeção bacteriana ou a uma amebíase hepática.*

✓ **Neutropenia (leucócitos < 1.500/mm3)**

A marginação excessiva não é, a priori, infecciosa (PNN colado à superfície dos vasos sem alterar a sua função) em pessoas de origem africana e pode ser detectada durante o exercício. As principais causas de *neutropenia aguda são virais e iatrogénicas.*

✓ **Hiper**

Aponta-nos na direção de *infecções parasitárias, principalmente helmínticas* (ascaridíase, ancilostomíase, anguilose, triquinose, bilharziose, toxocaríase, filariose), mas também de certas alergias e outras doenças.

✓ **Hiperlinfocitose (L > 4.000/mm3)**

A hiperlinfocitose é comum nos *vírus e* na *tripanossomíase*. Por vezes, está associada a uma hemopatia linfoide.

✓ **Linfopenia (L < 500/mm3)**

A linfopenia é normalmente observada durante *infecções virais (especialmente a infeção pelo VIH) e hemopatias.*

✓ **Monocitose**

Aponta para a *virose, a malária, a tripanossomíase, a sífilis, a rickettsiose, a brucelose e a tuberculose.*

5. Plaquetas sanguíneas

Desempenham um papel importante na coagulação do sangue.

- ***Valor normal:*** **150-400.000 por mm3 de sangue**

- ***Interesses clínicos***

✓ **<u>Trombocitopenia</u> (plaquetas < 150 G/L)**

Qualquer trombocitopenia sem sinais hemorrágicos deve ser verificada num tubo de EDTA para detetar uma falsa trombocitopenia devida a agregação, que é normalmente comunicada pelo laboratório.

As infecções mais trombocitopénicas são a *malária e as infecções virais (arbovírus, VIH).*

Mais raramente, pode suspeitar-se de *leptospirose, borreliose, rickettsiose, babesiose ou histoplasmose disseminada.*

A sépsis grave pode levar à coagulação intra-vascular disseminada.

A trombocitopenia é também *parte integrante de duas síndromes hemorrágicas graves, a DIC e a TTP* (púrpura trombocitopénica trombótica ou doença de Moskowitz).

✓ **Trombocitose (plaquetas > 450 G/L)**

Classicamente, observa-se trombocitose moderada *durante a gravidez, deficiência marcial, hemólise crónica e após esplenectomia ou asplenismo*. Mais raramente, é o sinal de uma hemopatia, a mais comum das quais *é a trombocitemia essencial*.

A trombocitose > 1000 G/L expõe o doente a eventos trombóticos que requerem tratamento adequado e prevenção a longo prazo com salicilatos.

6. Reticulócitos

Os reticulócitos são glóbulos vermelhos que estiveram em circulação durante menos de 48 horas. Podem ser reconhecidos por uma coloração especial que realça o retículo (reticulócitos) que contêm, constituído por restos de ribossomas. São contados pela maioria dos sistemas automáticos.

- ***Valor normal:*** *25 a 100 G/L*
- ***Interesse***

A reticulocitose, que reflecte a produção medular de glóbulos vermelhos nas últimas 48 horas, distingue :

- anemia regenerativa em que a reticulocitose é > 150 G/L e
- anemia degenerativa.

7. Velocidade de sedimentação dos glóbulos vermelhos (ESR)

A sedimentação dos glóbulos vermelhos num tubo vertical (tubo de Westergren) é influenciada por vários factores, incluindo a concentração plasmática de proteínas envolvidas na inflamação e as imunoglobulinas séricas.

- ***Valor normal***

Valor normal	**Homens**	**Mulher**
Jovem	Menos de 15 mm	Menos de 20 mm
Mais de 65 anos	Menos de 20 mm	Menos de 25 mm

- ***Interesse clínico***

A VS está aumentada nos estados inflamatórios, qualquer que seja a sua causa: *doenças infecciosas ou reumáticas, doenças do tecido conjuntivo, cancro, necrose dos tecidos*, etc.

Nestes casos, a aceleração da VS correlaciona-se com um aumento das "proteínas da inflamação" (haptoglobina, orosomucoide, etc.), com exceção da proteína C-reactiva.
Também pode estar elevada em casos de *hepatite crónica, lúpus, infeção por VIH, crioglobulinemia mista, glomerulonefrite com depósitos de IgA, etc.*

A VS tem pouco significado diagnóstico, exceto talvez em casos de arterite temporal de Horton.

No entanto, é prática corrente procurar mieloma, doença de Waldenström e possivelmente linfoma B quando a VS excede 120 mm, *uma vez que as gamopatias monoclonais estão entre as doenças com as VS mais elevadas.*

8. Teste de Emmel

O teste de Emmel é o teste utilizado para despistar a hemoglobina S falciforme.

- ***Relevância clínica***: o teste é positivo em casos de doença falciforme

9. Tempo de sangria ou método de Duke

- ***Princípio***

  Utiliza-se um vaccinostyle para efetuar uma pequena incisão É feita uma incisão no lóbulo da orelha. Esta ferida sangra e e mede-se o tempo necessário para estancar a hemorragia.

- ***Valor normal***: **2 a 4 minutos**

- ***interesse clínico***: porquê utilizar este método?

Este teste é efectuado :

- para o diagnóstico de certas doenças hemorrágicas,
- antes da cirurgia,
- antes de puncionar o fígado ou o baço.

10.Tempo de coagulação ou método de Lee e White

- ***Princípio***

O sangue venoso é recolhido para um tubo de vidro. Mede-se o tempo que demora a coagular. Este teste tem um valor limitado, uma vez que só pode detetar anomalias graves da coagulação.

- ***Valor normal:*** ***4 a 8 minutos***

- *Interesse clínico*

Um doente com um tempo de coagulação anormalmente longo deve ser encaminhado para um especialista para um exame mais aprofundado.

11. Grupos sanguíneos

Porquê determinar o grupo sanguíneo de um doente?

O objetivo de uma transfusão de sangue é permitir que um doente receba sangue em segurança. Isto envolve:

- para determinar o seu grupo ou tipo sanguíneo,
- o seu sangue é cuidadosamente verificado para garantir que é compatível com o de um dador adequado.

No sistema ABO, é o antigénio encontrado no eritrócito que determina o grupo, razão pela qual :

- Grupo A (antigénio A no eritrócito e anticorpos anti-B no soro) ;
- Grupo B (antigénio B e anticorpos anti-A) ;
- Grupo 0 (ausência de antigénios A e B, mas anticorpos anti-A e anti-B) ;
- Grupo AB (A e B, mas nem anti-A nem anti-B).

No sistema Rhesus, é antes a presença do antigénio D no plasma:

- Rhesus positivo: presença de antigénios D
- Rhesus-negativo: ausência de antigénios D

Outros sistemas

Li, Lutheran, P, Lewis, MN, Kidd, Kell, Duffy, etc. São menos importantes para a prevenção dos defeitos hemolíticos congénitos ou das reacções às transfusões.

12. Casais

O teste de Coombs procura detetar anticorpos ligados à superfície dos glóbulos vermelhos e susceptíveis de causar hemólise imunológica.

Estes são normalmente *auto-anticorpos*.

✚ Casais diretos

O teste de Coombs direto (assim chamado porque é realizado num único passo) detecta anticorpos (imunoglobulinas) ligados à superfície dos *glóbulos vermelhos* através de uma reação de aglutinação utilizando antiglobulinas humanas (*uma antiglobulina anti-IgG e uma antiglobulina anti-complemento*).

O anticorpo pode ser titulado efectuando diluições crescentes do soro de anti-imunoglobulina.

O teste é cada vez mais efectuado por sistemas automatizados que utilizam técnicas de aglutinação com filtração em gel ou em esferas.

✚ Conselhos Indirectos

O objetivo deste teste é detetar anticorpos anti-eritrocitários no *soro* do doente. É efectuado em duas fases.

❖ ***Interesse clínico***

O teste de Coombs é utilizado para identificar as anemias hemolíticas "imunológicas", que são causadas pela presença de anticorpos na superfície dos glóbulos vermelhos.
Anemias hemolíticas "**imunológicas**", devidas à presença de anticorpos à superfície dos glóbulos vermelhos, que provocam a sua destruição.
Podemos ter :

- Anemias hemolíticas devidas a aloimunização

A hemólise pós-transfusional é devida a aloanticorpos adquiridos após transfusões anteriores.
É prevenida através de um teste de Coombs indireto.
A doença hemolítica do recém-nascido está associada à imunização de uma mãe Rhesus-negativa contra glóbulos vermelhos fetais Rhesus-positivos.

- Anemias hemolíticas auto-imunes (AHAI)

O diagnóstico de anemia hemolítica autoimune baseia-se na positividade de um teste de Coombs direto, que prova a existência de um anticorpo na superfície dos glóbulos vermelhos e especifica a sua classe IgG ou IgM, com ou sem complemento.

Parte II: BIOQUÍMICA

13. Microalbuminúria

A presença de pequenas quantidades de albumina na urina, inferiores à proteinúria detectada pelas tiras-teste (300 mg/24 h), mas superiores à proteinúria fisiológica (30 mg/24 h), é um marcador de nefropatia incipiente, nomeadamente nos diabéticos e nos hipertensos.

- ***Valor normal***: A microalbuminemia é definida como a excreção urinária de albumina entre ***30 e 300 mg/24 h ou entre 20 e 200 µg/min.***

- ***Interesses clínicos***
  - ✓ nos diabéticos de tipo 1 ou de tipo 2, a microalbuminúria aumenta o risco de *nefropatia* nos 10 anos seguintes (risco × 20);
  - ✓ nos diabéticos de tipo 2 não dependentes de insulina, a microalbuminúria é um fator de risco *cardiovascular*;
  - ✓ em doentes hipertensos com ou sem diabetes, a microproteinúria é um fator de risco de *doença coronária* (fator de risco 4).

14. Compostos cetónicos na urina

Normalmente, a urina não contém corpos cetónicos. A acetona e outros compostos cetónicos podem aparecer na urina, caso em que a doença é conhecida **como acetonúria**.

- ***Interesse clínico***

Pode estar presente acetonúria :

- em certos tipos de diabetes graves ou mal controlados,
- noutras condições (desidratação, vómitos, subnutrição) ou após exercício violento.

15. Glicorraquia

É a medição da glucose no líquido cefalorraquidiano.

- ***Valor normal***

Em indivíduos saudáveis, o teor de glucose no LCR é de ***2,5 a 4,2 mmol/l*** (equivalente a 45 a 75 mg/100 ml em unidades tradicionais).

- ***Interesse clínico***

Nos casos *de meningite* (sobretudo *purulenta*), o teor de glucose do LCR está muito reduzido.

16. Albuminoraquia

É a medição da albumina no líquido cefalorraquidiano.

- ***Valor normal***

O conteúdo proteico normal do LCR **é de 0,1 a 0,45 g/l.**

- *Interesse clínico*

A albuminoraquia aumenta com :

- ✓ meningite, hemorragia subaracnoideia ou
- ✓ compressão da coluna vertebral
- ✓ Tripanossomíase africana.

17. Pigmentos biliares

A bílis segregada pelo fígado contém substâncias amarelo-esverdeadas conhecidas como pigmentos biliares.

- ***Interesse***

Em determinadas circunstâncias :

- ✓ doença hepática (iterícia).
- ✓ anemia,
- ✓ infecções ...

Estes pigmentos podem passar para a corrente sanguínea e depois para a urina.

18. Rivalta

O teste de Rivalta é utilizado para caraterizar o líquido de efusão. Um teste de Rivalta positivo indica um teor de proteínas superior a **3 gramas por 100 ml**, o que significa que o líquido é **exsudativo**.

Um teste Rivalta negativo indica que o fluido é transudativo, ou seja, sem proteínas.

O teste Rivalta já não é utilizado a nível laboratorial, principalmente porque o método nunca foi estritamente normalizado.

19. Glicose no sangue

É o nível de glucose no sangue. Em indivíduos normais, os níveis de glucose no sangue são mantidos estáveis em cerca de **5,5 mmol/L (em jejum)** por um sistema neuro-humoral complexo, no qual o par insulina-glucagon desempenha um papel importante.

A diabetes mellitus caracteriza-se por uma hiperglicemia permanente.

- ***Valores normais***

➢ Glicose plasmática em jejum: 3,9 a 5,5 mmol/L.
➢ Glicémia pós-prandial (adulto) : < 7,8 mmol/L.
➢ Glicemia pós-prandial (mulher grávida) : < 6,7 mmol/L.

Sabendo que :

- g/L × 5,56 = mmol/L ;

- mmol/L × 0,18 = g/L.

- ***Interesse clínico***

➢ **<u>Diabetes mellitus</u>**

A hiperglicemia é o sinal fundamental da diabetes mellitus. Os níveis de glucose no sangue são superiores a 2 g/L (11 mmol/L).

O diagnóstico da diabetes baseia-se nos critérios da OMS publicados em julho de 1998, que definem *a diabetes mellitus como um nível de glicose no sangue em jejum ≥ 7 mmol/L (1,26 g/L), registado em duas ocasiões*.

A hemoglobina glicosilada não era recomendada para o diagnóstico da diabetes. Atualmente, a hemoglobina glicada é considerada menos sensível aos caprichos do jejum, que se pede aos doentes antes de medir os níveis de glicemia em jejum.

É feita uma distinção entre a **diabetes mellitus insulino-dependente ou de tipo 1** (cerca de 15% dos casos de diabetes) e **a diabetes de tipo 2 não insulino-dependente** (cerca de 85% dos casos), consoante a hiperglicemia esteja ou não associada a cetose e perda de peso.

➢

Em adultos, a hipoglicemia é definida como um nível de glucose no sangue inferior a **0,50 g/L (2,75 mmol/L)** com o estômago vazio ou quando se sente mal.

Sinais :

- ✓ dores de cabeça, problemas de concentração e de fala
- ✓ diplopia, parestesias faciais ;
- ✓ coma convulsivo hipoglicémico súbito.

A hipoglicemia é por vezes secundária a :

- ✓ gastrectomia;
- ✓ insuficiência suprarrenal ou hipofisária ;
- ✓ um tumor mesenquimal torácico ou abdominal ;
- ✓ metástases hepáticas múltiplas.

20. Gamaglutamiltransferase (Gamma GT)

Esta enzima, que se encontra principalmente nos **rins e no fígado**, mas que se encontra disseminada por todo o organismo, catalisa a primeira fase da degradação do **glutatião**.
A enzima que circula no plasma parece ser principalmente de origem hepática, uma vez que, embora esteja frequentemente aumentada nas doenças hepatobiliares, não é observada nas doenças renais.

- ***Valores normais***

Varia consoante as técnicas de ensaio, mas é < **35 U/L**.

- ***Interesse clínico***

➢ **Doenças hepatobiliares**

A gama-GT elevada é um bom sinal de *colestase*, seja ela intra ou extra-hepática.
A colestase pode ser reconhecida pelo *aumento concomitante das fosfatases alcalinas.*
A gama-GT é muito elevada (>10×N) **na obstrução biliar extra-hepática** e elevada no **carcinoma hepatocelular e** nas **metástases hepáticas**.

Está moderadamente elevada (< 10 × N) na *hepatite viral e* na *cirrose hepática.*

➢ **Medicamentos**

Certos medicamentos indutores de enzimas (antidepressivos, barbitúricos, hidantoínas, rifampicina, etc.) aumentam a gama-GT (entre 2 × N e 5 × N).

➢ **<u>Alcoolismo</u>**

Um aumento da gama-GT (superior a 2×N) é um bom sinal de alcoolismo, não agudo mas crónico (mais de 3 semanas), detectando quase 70% dos consumidores excessivos (mais de 80 g de álcool/dia).

Como sinal de alcoolismo, a elevação da gama-GT não é fácil de interpretar porque a sua especificidade é muito baixa.

➢ **<u>Outros</u>**

Doenças tão diversas como pancreatite, enfarte do miocárdio, certos tumores cerebrais, crises epilépticas e tiroidite podem aumentar a gama-GT.

21.Transaminases (ALAT e ASAT)

As transaminases (ou aminotransferases) estão activas no fígado, no coração e nos músculos.

Passam para o soro em caso de **citólise hepática ou muscular.**

Localizações

- ✓ **<u>A alanina aminotransferase</u>** (ALAT, antiga GPT) está presente principalmente no fígado,
- ✓ **<u>aspartato aminotransferase</u>** (ASAT, anteriormente GOT) no coração.

Valores normais

ALT: **5 a 35**
AST: **5 a 40 UI/L**

Estes valores aumentam com o peso (informar o laboratório se for obeso).

- ***Interesse clínico***

A ALT aumenta mais do que a AST na doença hepática e a AST mais do que a ALT na necrose muscular.

A elevação das transaminases é observada na *citólise hepática e* na *necrose muscular.*

➢ **<u>Doenças hepatobiliares</u>**

❖ ***Elevações agudas***

Observa-se um aumento muito grande da AST e, sobretudo, da ALT (N×10 a N×100) na citólise **de hepatites virais, tóxicas, induzidas por fármacos ou hepáticas,** no **choque (embolia pulmonar) ou durante a migração de cálculos intrachoculares**.

❖ ***Elevações crónicas***

A elevação crónica da ALT para menos de 3 vezes o valor normal sugere :

- ✓ alcoolismo crónico ;
- ✓ hepatite C crónica, em que as transaminases são frequentemente baixas;
- ✓ esteatose hepática em doentes obesos ou diabéticos hipertrigliceridémicos cujo fígado é "brilhante" na ecografia;
- ✓ tomar determinados medicamentos: anti-epilépticos, hipolipemiantes.

➢ **Doenças cardíacas**

Observa-se um aumento muito grande (N×10 a 100) em ALT e especialmente em ASAT:

- ✓ na insuficiência cardíaca, onde reflecte a destruição centrolobular hipoxémica dos hepatócitos;
- ✓ no enfarte do miocárdio, onde a sua elevação ocorre demasiado tarde para ser diagnóstica;
- ✓ em doenças musculares como a miosite e a miopatia.

Atenção: Para despistar a citólise hepática, é suficiente a medição de uma única transaminase (de preferência ALAT).

22. Ureia no sangue

Os níveis de ureia no sangue continuam a ser necessários para detetar *a insuficiência renal*, embora esta medição não seja muito *sensível*, uma vez que a ureia no sangue só ultrapassa os limites normais quando o nefrónio está reduzido a mais de metade.

Valor normal: **2,5 a 10 mmol/L (ou seja, 0,10 a 0,50 g/L)**

Interesse clínico :

A ureia e a creatinina elevadas andam de mãos *dadas na insuficiência renal orgânica.*

Não é necessário solicitar uma análise da ureia e da creatinina para detetar a insuficiência renal.

23. Creatinina

É um catabolito da creatina muscular e é eliminado na urina.

Lembrete: sabemos que a creatinina é eliminada pelo rim unicamente por filtração e não é reabsorvida nem segregada (ou é-o apenas muito ligeiramente) pelo túbulo. Existe uma correlação entre a concentração plasmática de creatinina e a taxa de filtração glomerular, no sentido em que, quando a taxa de filtração glomerular diminui, uma concentração mais elevada no filtrado glomerular permite eliminar a mesma quantidade de creatinina.

A concentração de creatinina no plasma não depende do volume de urina ou da dieta.

- ***Valores normais***

Nos homens: 80 a 110 µmol/L (9 a 13 mg/L).

Nas mulheres: 60 a 90 µmol/L (7 a 10 mg/L).

Em crianças com menos de 5 anos: 20 a 40 µmol/L.

Nota: Durante a gravidez, devido ao aumento fisiológico do fluxo sanguíneo renal, a creatinina plasmática desce abaixo dos 50 µmol/L.

- ***Interesses clínicos***

  - **Insuficiência renal crónica**

Como reflexo da taxa de filtração glomerular, os níveis de creatinina podem ser utilizados para monitorizar a evolução da doença renal crónica.

  - **Insuficiência renal aguda**

O diagnóstico de insuficiência renal aguda (IRA) não se baseia em critérios de diurese, pois a insuficiência renal pode ser anúrica (< 100 mL de urina), oligoanúrica (100 a 500 mL) ou com diurese preservada.

Baseia-se numa ***subida rápida da creatinina avaliada em dois testes sucessivos.***

24. Fosfatases alcalinas

Estas enzimas membranares estão presentes na maior parte dos tecidos do organismo, mas sobretudo nos **ossos e** no **fígado**, que também as elimina através da bílis.

A fosfatase alcalina (ALP) é também medida para identificar *doenças do fígado ou dos ossos.*

➢ ***Valores normais***

✓ em adultos: 50 a 130 UI/L ;
✓ em crianças: 100 a 200 UI/L.

Interesses clínicos

❖ **Elevação das fosfatases alcalinas**

➢ ***Elevações de origem hepática***

A elevação do LAP é um bom sinal de **colestase**, quer **intra-hepática quer extra-hepática**. A colestase pode ser reconhecida pelo aumento concomitante da gama-GT (ao contrário das doenças ósseas).
As colestases intra-hepáticas mais frequentes são devidas a *hepatite viral ou alcoólica.*

A colestase extra-hepática é causada *por litíase coledociana e cancro do pâncreas.*

- ***<u>Elevação da origem óssea</u>***

Na ausência de colestase, PALs elevados indicam um aumento da atividade **osteoblástica**, ou seja, um aumento da **osteoformação**:

- Nas crianças, **o raquitismo** é a principal causa.
- Nos adultos, é na **doença de Paget**

É importante na *osteomalácia devida a uma carência de vitamina D,* no *hiperparatiroidismo com lesões ósseas* e nas *metástases ósseas condensadas (cancro da próstata*).

- **Diminuição da fosfatase alcalina**

Uma diminuição da fosfatase alcalina plasmática só é observada no caso excecional de **hipofosfatúria hereditária (hipofosfatasia)**.
Trata-se de uma doença autossómica recessiva, caracterizada por *raquitismo, problemas dentários precoces* (perda de dentes a partir dos 20 anos) e condrocalcinose.

25. Amilases

São enzimas *hidrolisantes do amido* produzidas pelo *pâncreas e* pelas *glândulas salivares*
São libertados no soro <u>sempre que</u> ocorre <u>obstrução ductal ou necrose celular</u> nestas glândulas, passando depois para a urina.

- ***Valor normal***

Em adultos: **10 a 45 U/L**
Nota: A amilasémia é baixa à nascença.
Os valores adultos são atingidos entre os 5 e os 10 anos de idade.

- ***Interesse clínico***

➢ ***Hiperamilasemia salivar***

Na papeira, infecções bacterianas, tumores ou litíase das glândulas salivares, é habitual um aumento moderado da amilasemia.
O alcoolismo crónico também provoca um aumento modesto (N×2 ou N×3) da amilasemia salivar.

➢ ***Hiperamilasemia pancreática e síndromes de dor abdominal***

A hiperamilasémia é um bom sinal ***de pancreatite aguda****, desde que sejam necessárias concentrações elevadas (pelo menos N×5).*

➢ **Outras**

Para além da pancreatite, a hiperamilasemia pode ser observada em vários síndromas abdominais dolorosos: migração de cálculos através da ampola hepatopancreática, perfuração de úlcera (passagem de líquido gástrico contendo amilase para a cavidade peritoneal), enfarte mesentérico, hemoperitoneu.
A wirsungografia retrógrada e as injecções de opiáceos (espasmo de Oddi) podem também aumentar a amilasémia.

26.Ácido úrico

O ácido úrico é o produto final da degradação de três purinas (guanina, hipoxantina e xantina), uma pequena parte das quais provém da alimentação e a maior parte da purinossíntese endógena resultante do catabolismo dos ácidos nucleicos.
É eliminada na urina.

- ***Valores normais :***

Homens: 40 a 60 mg/L ou 240 a 360 µmol/L.
Mulheres: 30 a 50 mg/L ou 180 a 300 µmol/L.
Crianças: 25 a 40 mg/L ou 150 a 240 µmol/L.

- ***Interesses clínicos***

  - **Hiperuricemia (> 70 mg/L ou 416 µmol/L)**

- *Hiperuricemia primária, gota*

A maior parte da hiperuricemia é *primária* e um sinal de *gota primária.*

- *Hiperuricemia secundária*

devido a um aumento da produção de ácido úrico, como no caso do consumo de cerveja, ou à lise tumoral causada pela quimioterapia para doenças hematológicas malignas (combatida por infusão de urato oxidase recombinante).

  - **Hipouricemia (< 25 mg/L ou 150 µmol/L)**

Existem três causas de hipouricemia:

- medicamentos que inibem a síntese do ácido úrico (alopurinol) ou aumentam a sua depuração (fenilbutazona), de longe o caso mais frequente;
- síntese reduzida de ácido úrico associada a insuficiência hepática grave, ou deficiência hereditária de xantina oxidase (muito rara);
- aumento da excreção urinária de ácido úrico causado por tubulopatia (síndroma de Fanconi) ou idiopatia.

27. Albumina total

Sintetizada pelo fígado, a albumina actua como transportador de numerosos ligandos e desempenha um papel vital na manutenção da pressão oncótica plasmática.

É de longe a proteína mais abundante no soro (60% das proteínas séricas).

- ***Valor***

Em adultos e crianças com mais de um ano: **40 a 50 g/L (650 a 800 µmol/L)**

- ***Interesses clínicos***

- **Entrada ou síntese insuficiente**

Podem ser devidas a um aporte insuficiente de aminoácidos (desnutrição): *a hipoalbuminemia* faz parte de um quadro policárdico.
São causadas principalmente por *insuficiência hepatocelular*.

➢ **Perda de proteínas**

Síndromes nefróticas

A síndrome nefrótica caracteriza-se por perdas urinárias de albumina. Definida por níveis de albumina < 30 g/L e proteinúria > 3 g/dia (50 mg/kg/dia nas crianças), a síndrome nefrótica é fácil de reconhecer.

Malabsorções

A perda de albumina do trato digestivo deve-se à má absorção, que é normalmente descoberta durante a avaliação da diarreia crónica. Toda a má absorção devida a enteropatia crónica, doença celíaca, doença de Whipple, intestino delgado curto, linfoma intestinal, pode levar a hipoalbubinemia.

Nos adultos, a doença celíaca provoca diarreia, dores abdominais e, em 20% dos casos, má absorção com hipoalbubinémia, anemia e deficiência de folatos.

28. Creatina quinase (CK) ou creatina fosfoquinase (CPK)

A creatina quinase (CK) encontra-se disseminada *no músculo, no miocárdio e no cérebro.*

É constituída por duas subunidades, **M** (*músculo*) e **B** (*cérebro*), que estão na origem de três isoenzimas: **MM** (músculo esquelético), **BB** (cérebro) e **MB** (miocárdio).

➕ ***Valores normais***

Em adultos: 15 a 150 UI/L Os níveis de CK são muito elevados nos recém-nascidos e permanecem elevados até um ano.

- *Interesses clínicos*

➢ **Enfarte do miocárdio**

No caso de um enfarte do miocárdio, a isoforma MB (encontrada em grandes quantidades mas não predominantemente no miocárdio) aumenta logo às 4 horas, atingindo o seu pico às 24 horas.

Nota: A elevação da CK ocorre menos precocemente do que a elevação **da troponina**, que também é mais específica. A medição da troponina é, portanto, *preferida atualmente.*

➢ **Doenças musculares**

Nas miopatias, especialmente na **doença de Duchenne**, as CK do MM estão muito elevadas (50 a 100 vezes o normal), mas esta elevação não é necessária para o diagnóstico.

Nas doenças musculares inflamatórias, polimiosite e dermatomiosite, os níveis de CK estão acentuadamente aumentados e a sua medição pode ser utilizada para monitorizar a evolução do tratamento.

29. Colesterol

A hipercolesterolemia é um fator de risco para a *aterosclerose*, tal como estabelecido por grandes estudos epidemiológicos. No sangue, o colesterol é transportado pelas lipoproteínas.

As lipoproteínas de baixa densidade ou LDL transportam 70% do colesterol total do plasma.
O LDL transporta o colesterol para os tecidos através de um recetor que permite a sua entrada nas células.

- ***Valores***

Nos adultos, na ausência de outros factores de risco, o limite superior do normal é de **5 mmol/L (2 g/L).**

Colesterol HDL (é um fator anti-aterogénico)

- Homens: 1 a 1,3 mmol/L (0,40 a 0,50 g/L).
- Mulheres: 1,3 a 1,6 mmol/L (0,50 a 60 g/L).

Colesterol LDL

Nos adultos, antes dos 50 anos: < 1,60 g/L (4,1 mmol/L).
Sabendo que mmol/L × 0,387 = g/L.

- ***Interesses clínicos***

- **Hipocolesterolemia**

A hipocolesterolemia é definida como uma concentração de colesterol inferior a **3,5 mmol/L.**

É observada na ***insuficiência hepática, má absorção e hipertiroidismo.***

A hipocolesterolemia ocorre em doenças familiares raras, como a *doença de Tânger* (acumulação de ésteres de colesterol no sistema reticuloendotelial, amígdalas ou gânglios linfáticos mesentéricos), *a síndrome de Smith-Lemli-Opitz ou SLO* (atraso mental, dismorfias faciais, anomalias genitais e dos membros).

- **<u>Hipercolesterolemia</u>**

A hipercolesterolemia é definida como uma concentração de colesterol superior a **5,5 mmol/L.**

- ***Hipercolesterolemia monogénica***

Algumas hipercolesterolemias - são raras mas as mais graves - **são familiares, monogénicas**.

Nos casos de deficiência total ou parcial dos receptores, o LDL acumula-se no sangue e nas paredes arteriais, conduzindo a uma hipercolesterolemia precoce e à aterosclerose.

- ***Hipercolesterolemia poligénica***

A grande maioria das hipercolesterolemias é poligénica. Não são familiares, mas resultam da interação de múltiplos genes com factores ambientais, levando a uma produção excessiva de LDL.

30. Triglicéridos

Os triglicéridos servem de reserva energética.

Origem: exógena (alimentação) e endógena (síntese hepática). São medidos no âmbito de uma investigação sobre uma anomalia lipídica.

- ***Valores normais***

Homens: < 1,30 g/L (1,6 mmol/L). Mulheres: < 1,20 g/L (1,3 mmol/L)

- ***Interesses clínicos***

➢ **Hipertrigliceridemia secundária**

É frequente uma hipertrigliceridemia da ordem dos 2 a 3 g/L (2,3 a 3,4 mmol/L), favorecida por *uma dieta rica em açúcares ou álcool. A diabetes mal equilibrada, a cetose diabética, o alcoolismo agudo, a gravidez (em que o hiperestrogenismo aumenta a síntese de VLDL), as síndromes nefróticas, o hipotiroidismo e a obesidade* são frequentemente acompanhados de hipertrigliceridemia.

➢ **Hipertrigliceridemia primária**

Entre as hipertrigliceridemias familiares primárias, apenas as hiperlipoproteinemias do tipo IV e IIb da classificação de Frederickson são frequentes.

Nota: A hipertrigliceridemia grave, superior a 10 g/L (12 mmol/L) e até 100 mmol/L, apresenta um risco significativo de pancreatite aguda e exige uma intervenção urgente.

31. Troponina

As troponinas (Tn) são proteínas envolvidas na regulação da contração cardíaca. O complexo das troponinas compreende três proteínas, T, I e C, e várias isoformas.

As troponinas **T (TnT) e I (TnI)** têm cada uma uma isoforma cardíaca diferente (TnTc e TnIc) das isoformas musculares.

A lesão do miocárdio liberta troponinas para a corrente sanguínea.

Valores normais

0,04 ng/mL para a TnT ;
0,1 ng/mL para a TnI.

Interesses clínicos

➢ **Síndrome coronária aguda (SCA)**

Em caso de SCA, as troponinas são medidas logo que possível e depois todos os dias. Se a resposta for negativa, é efectuado um segundo ensaio 6 horas mais tarde.

Durante a isquémia do miocárdio, a troponina T (sérica ou plasmática) está presente na circulação.

A medição da troponina substituiu a CK e outros marcadores menos específicos (AST, LDH).

➢ **Outras doenças cardiopulmonares**

As troponinas aumentam em situações *de hipoxia grave ou de hipertensão arterial pulmonar.*

As últimas gerações de ensaios ditos "ultra-sensíveis" detectam troponinas em condições cardíacas diferentes das SCA, mas num contexto clínico diferente: *miocardite, miopericardite, miocardiopatia, intoxicação por monóxido de carbono, intoxicação por cocaína, etc.*

A elevação da troponina também pode ser observada na *insuficiência renal crónica* e na *hemorragia meníngea.*

32.Ionograma do plasma

Isto envolve a medição dos principais electrólitos no electrólitos do plasma.

- ***Valores normais***

Cations	mmol/L	mEq/L	Anions	mmol/L	mEq/L
Na^+	142	142	Cl^-	102	102
K^+	5	5	HCO_3^-	27	27
Ca^{++}	2,5	5	Phosphates	1	2
Mg^{++}	1	2	Protéines		16
Autres		1	Autres	4,5	8
Total		155			155

Benefícios clínicos de alguns iões

➢ **Hipercaliemia (K+ > 5,3 mmol/L)**

❖ ***Hipercalemia devido a uma eliminação renal reduzida***

A redução da excreção urinária de potássio deve-se principalmente à insuficiência renal:

i. **A insuficiência renal aguda** oligoanémica é a principal causa de hipercaliemia aguda.

ii. **na insuficiência renal crónica**, a hipercaliemia é moderada e retardada enquanto a diurese for significativa, surgindo apenas quando a depuração da creatinina é inferior a 5 ml/min.

iii. **Medicamentos**: os medicamentos que reduzem a secreção de aldosterona, tais como os inibidores da ECA, os antagonistas dos receptores da angiotensina II e, em menor grau, os anti-inflamatórios não esteróides que reduzem a secreção de renina, requerem a monitorização da calemia em indivíduos de risco.
Os diuréticos menos utilizados, como a espirolactona (um antagonista da aldosterona) e a amilorida (que reduz a secreção tubular de potássio), também podem causar hipercaliemia.

iv. Por último, a deficiência de aldosterona (doença de Addison, deficiência de 21-hidroxilase) pode ser complicada por hipercaliemia.

❖ ***Transferir hipercaliemia***

Todas as acidoses, quer sejam gasosas ou, sobretudo, metabólicas, podem conduzir a uma hipercaliemia por transferência. Na cetoacidose diabética, a hipercaliemia é causada por acidose, insulinopenia e hiperglicemia.

- **Hipocaliémia (K+ < 3 mmol/L)**

A hipocaliémia resulta *de perdas (digestivas ou urinárias) ou, mais raramente, de deficiências de ingestão.* É favorecida pela alcalose.

i. **Hipocaliémia devido a deficiências ou transferências**

As deficiências de ingestão são raramente observadas, exceto em alcoólicos graves e durante a anorexia nervosa. A hipocaliémia é raramente devida a transferências (paralisia periódica familiar de Westphalian, paralisia periódica do hipertiroidismo, intoxicação por cloroquina).

ii. **Hipocaliémia devido a perdas digestivas**

As perdas digestivas são causadas por vómitos e aspiração gástrica, bem como por diarreias abundantes, independentemente da sua causa - infecciosa, inflamatória, tumoral ou medicamentosa (doença laxante). Os vómitos também provocam alcalose, principalmente devido à perda do ião cloro.

Em caso de diarreia, é frequente a acidose devido à perda fecal de bicarbonatos. Em caso de perdas digestivas, a kaliurese é baixa, < 10 mmol/24 h.

iii. **Hipocaliémia devido a perdas de urina**

As perdas renais são devidas, na maioria dos casos, ao tratamento com diuréticos hipocalémicos (*Esidrex*, *Fludex*, *Lasilix*), especialmente quando prescritos a doentes com hiperaldosteronismo secundário.

➢ **Hiponatremia (sódio no sangue < 135 mmol/L)**

❖ ***Hiponatremia hipervolémica***

Nesta situação de inflação hidrosódica significativa, com um excesso de água superior ao excesso de sal, o volume sanguíneo é percepcionado como estando reduzido pelos barorreceptores arteriais.
Pode ser observada *na insuficiência cardíaca, cirrose com ascite, síndrome nefrótica ou hipoalbuminemia.*
A hiponatremia é agravada pelos diuréticos tiazídicos, que alteram os mecanismos de diluição da urina e são frequentemente prescritos nestes casos.

❖ ***Hiponatrémia hipovolémica***

Estas hiponatremias são por vezes designadas por hiponatremias de "**depleção**". O ponto de partida é a *desidratação extracelular*, com uma perda de sódio proporcionalmente maior do que a perda de água. A hipovolémia estimula a secreção de ADH.

A desidratação extracelular manifesta-se por taquicardia, hipotensão ortostática, pregas cutâneas, veias planas, hematócrito elevado e insuficiência renal funcional.

A hiponatremia está frequentemente associada a outras anomalias electrolíticas: acidose (diarreia), alcalose (vómitos), hipercalemia (insuficiência suprarrenal).

- **Hipernatremia (sódio no sangue > 145 mmol/L)**

A hipernatremia é muito **mais rara** do que a hiponatremia. Pode resultar de uma *ingestão excessiva de sódio (infusão excessiva de soro fisiológico, alcalinização demasiado súbita com um sal de sódio), mas na prática comum deve-se à desidratação, ou seja, à perda de água*

Estas perdas podem ser :

- **renal** (diabetes insípida verdadeira devida a lesões diencéfalo-hipofisárias ou nefrogénicas);
- **respiratória** (doentes entubados, doentes traqueotomizados, viajantes expostos a uma atmosfera quente e seca);
- **ou da pele (golpe de calor).**

CONCLUSÃO

O domínio da interpretação dos testes hematológicos e bioquímicos de rotina é uma mais-valia para todos os estudantes de medicina no nosso meio.

Com o advento dos sistemas automatizados nas nossas unidades de saúde, é agora possível efetuar a maioria destes exames automaticamente.

Apesar disso, o papel do profissional de saúde continua a ser primordial, especialmente porque é chamado a interpretar clinicamente os resultados destes exames.

Com base no que precede, estamos convencidos de que este livro permitirá a qualquer estudante que o consulte correlacionar os achados clínicos com os resultados dos exames hematológicos e bioquímicos aqui abordados.

Como este livro não é exaustivo, sugerimos que não deixe de ler as próximas edições que iremos oferecer neste domínio.

Referências

- Réné Caquet, *250 exames de laboratório: prescrição e interpretação*, 11ᵉ edição, 2010, 405 páginas.
- *Manuel des techniques de base pour le laboratoire médical*, Etabli sur la base d'un manuel d'Etienne Levy-Lambert, Organização Mundial de Saúde, 1982.
- epilly TROP, *Tropical Infectious Diseases*, edição 3ᵉ, 2022.

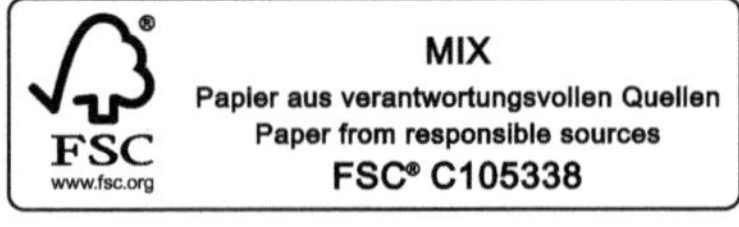

Printed by Books on Demand GmbH, Norderstedt / Germany